Dr J. POURTOY

De l'Induration inflammatoire

DE LA

TÊTE DU PANCRÉAS

Son rôle dans certains cas d'obstruction des voies biliaires

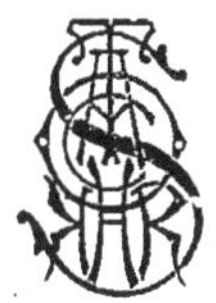

A. STORCK & Cie, IMPRIMEURS-ÉDITEURS

LYON

PARIS, 16, rue de Condé, près l'Odéon

1903

Dr J. POURTOY

De l'Induration inflammatoire

DE LA

TÊTE DU PANCRÉAS

Son rôle dans certains cas d'obstruction des voies biliaires

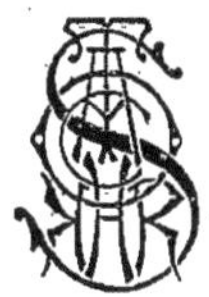

A STORCK & Cie, IMPRIMEURS-ÉDITEURS
— LYON —
PARIS, 16, rue de Condé, près l'Odéon

1903

MEIS ET AMICIS

Dans la méditation solitaire où notre pensée se recueille, avant de dire un adieu solennel au passé, notre mémoire s'attache au souvenir de ceux qui, par des influences diverses, ont toujours orienté notre cœur vers un idéal, notre volonté vers un but.

Grâce aux liens précieux qui, à travers les années, et malgré les distances, n'ont jamais cessé de nous garder étroitement solidaire de la vie familiale, notre inexpérience eut toujours auprès d'elle un conseil, notre conscience une lumière, notre cœur des cœurs amis, ouverts à ses joies et à peines, à ses angoisses, à ses espoirs...

Quand nous nous inclinons, respectueux et soumis, devant le nom de notre père, devant celui de notre mère, nous connaissons, certes, la fierté légitime d'un immense patrimoine d'honneur et de vertu ; mais notre piété filiale sait encore ses raisons secrètes, les racines profondes qui la rattachent aux sources les plus pures de l'amour et de la reconnaissance.

Pourrions-nous séparer dans notre pensée ceux que notre cœur se plaît à unir en une confusion charmante de l'amour fraternel et de l'amour filial ?

Notre frère et nos sœurs nous ont fait aimer cette vie de famille, où la sérénité de leur jeunesse, attentive et confiante, apportait son sourire aux heures d'intimité. Nous avons pu dans la suite apprécier aussi ce que vaut l'amitié d'un frère, à l'âge où elle trouve son principe dans l'estime et la sincérité ; tout ce que l'âme d'une sœur peut contenir d'affection, de dévouement latent, d'exquise délicatesse.

Un même élan de gratitude et d'affection nous porte vers ceux qui, plus avancés dans la vie et plus versés dans ses décevantes expériences, nous ont en toute occasion prodigué leur sympathie si volontiers, si généreusement effective ; vers ceux-là surtout qui, placés plus près de nous par la communauté des aspirations et par un commerce quotidien, ont su nous inspirer et nous donner en exemple un attachement profond aux vertus de l'amitié. Ils accepteront cette expression trop impersonnelle d'une reconnaissance consciente de ses mobiles, mais qu'il nous faut renoncer de traduire avec ses caractères singuliers, avec toutes les nuances que notre cœur contient et perçoit sans savoir, sans vouloir les préciser.

Des noms pourtant s'imposent à notre plume, un devoir de piété amicale nous ordonne d'apporter sur une tombe fermée d'hier la fleur bleue du souvenir.

Lorsque, victime du devoir, Pierre Vacher succombait à son poste d'interne après une maladie cruellement brève, notre amitié était récente : déjà pourtant elle était profonde, et nous la savions partagée. Notre ami s'était particulièrement intéressé aux travaux de notre thèse, et nous avait prêté, avec toute sa bienveillance connue, le concours de ses connaissances en langues étrangères. Nous lui devons des notes importantes tirées des littératures allemandes et an-

glaise ; et ce fut là certainement le dernier effort de ce travailleur effrayant : il devait s'aliter avant de l'avoir achevé.

Notre pensée émue interroge les secrets du destin et s'attache, par-delà la tombe, au souvenir du camarade absent : notre cœur doulourensement affecté le retrouve et se recueille...

A côté du nom de Pierre Vacher, gravé dans notre mémoire à la page douloureuse, nous avons hâte de tracer celui de M. le docteur Bret, médecin des hôpitaux, qui fut notre maître avant d'être le sien à l'hôpital de la Croix-Rousse. Nous lui devons le bénéfice le plus précieux de nos études médicales, sans qu'il nous soit possible de discerner, dans notre éducation, la part de l'enseignement et la part de l'exemple.

Certes, nous aimerons à conserver, comme un idéal pratique à notre vie professionnelle, la grande leçon de philosophie médicale élégante et profonde, si sincèrement humaine, que nous allions naguère demander à l'intimité du maître ; mais encore voulons-nous fixer ici, pour lui seul et pour nous, le souvenir d'une marque très personnelle d'intérêt, de bienveillance, qui nous laisse dans l'étonnement et la confusion.

M. Bret nous a donné l'idée de ce travail ; il nous a donné aussi ses conseils et son temps, en une collaboration généreuse : nous connaissons toute notre dette, nous lui vouons toute notre reconnaissance.

Nous voulons encore remercier ici de sa large collaboration notre ami le Dr Honoré Ducroux : nous nous félicitons d'avoir pu mettre à contribution sa technologie médicale précise et autorisée pour nos recherches en littérature anglaise.

Enfin, nous exprimons nos sentiments de profonde gratitude aux maîtres qui nous ont plus particulièrement accueilli et initié pendant les années de notre externat : MM. les Drs

Cotrat, Audry et Nové-Josserand, à la Charité ; M. le Dr Gangolphe, à l'Hôtel-Dieu.

Nous adressons à M. le Professeur Tripier l'expression de notre vive reconnaissance pour le grand honneur qu'il nous fait en acceptant la présidence de cette thèse.

Qu'il nous permette d'attacher à cette faveur tout le prix d'une marque de bienveillance.

AVANT-PROPOS ET HISTORIQUE

Le point de départ de ce travail est l'observation, détaillée à la fin de notre mémoire, d'une malade admise au mois de juillet 1902 dans le service de M. le Dr Bret, à l'hôpital de la Croix-Rousse.

Cette malade, une femme de soixante-quatorze ans, entrait avec de l'ictère, sans aucun passé lithiasique ni pathologique d'aucune sorte. Les troubles digestifs seuls attiraient l'attention : ils étaient récents, survenus progressivement après l'apparition de l'ictère qui, lui-même, ne remontait qu'à deux mois. Ils se traduisaient par une diminution de l'appétit, un dégoût marqué pour les aliments, surtout la viande et les graisses, enfin par de la diarrhée. L'amaigrissement était de peu d'importance, l'activité et l'état mental paraissaient intacts. Pas d'ascite ; à peine un peu d'œdème péri-malléolaire.

Le foie était augmenté de volume, un peu douloureux ; la vésicule, facilement perçue, était ectasiée.

L'examen des urines décelait la présence de pigments, la diminution de l'urée, l'absence d'albumine et de glycose. L'examen du sang indiquait une hypoglobulie assez marquée.

Les selles étaient décolorées, argileuses, fétides.

A partir de l'admission (26 juillet), l'état demeura stationnaire jusqu'au 3 août. Les troubles digestifs étaient peu marqués, d'ailleurs l'alimentation était à peu près nulle.

La température oscillait entre 38° et 39° ; les urines étaient rares (550 grammes). Enfin le 5 août la malade succombait après un coma de vingt-quatre heures, sans aucun incident remarquable.

Tels sont les faits cliniques sur lesquels pouvait tabler un diagnostic réservé d'affection des voies biliaires ou du pancréas, plus vraisemblablement de néoplasme, à cause de l'âge, des antécédents non lithiasiques de la malade, de l'état de la vésicule, et d'un certain degré d'amaigrissement.

Le cas fut observé et analysé avec un soin tout particulier, notre éducation clinique ayant été, depuis quelques mois, plus spécialement orientée dans le sens des affections hépatiques. Quoi qu'il en soit, le diagnostic restait incertain, les présomptions étaient plutôt en faveur d'une compression néoplasique des voies biliaires ; l'hypothèse d'un cancer du pancréas fut sérieusement discutée.

L'autopsie vint lever tous les doutes. Elle se trouve décrite en détail, avec l'examen microscopique des lésions essentielles, à la suite de l'observation *in extenso* (obs. I).

Sans parler de particularités anatomo-pathologiques d'une importance secondaire, tout l'intérêt de la vérification se concentrait sur les altérations prépondérantes du cholédoque et de la tête du pancréas.

Celle-ci présentait, à sa partie toute supérieure, au niveau d'un diverticule décrit par les anatomistes, et normalement contigu au cholédoque, dans sa portion sus-duodénale, un nodule fibreux, de la grosseur d'une fève, et adhérent au cholédoque déformé, sans toutefois qu'il existât, *même macroscopiquement, une continuité de substance avec les parois propres épaissies du conduit biliaire.*

En résumé, il existait au niveau de la portion rétro-duodénale supérieure du canal cholédoque, un rétrécissement très accentué de son calibre, en rapport étroit de contiguité avec un noyau fibreux, induré, situé dans la portion supérieure de la tête du pancréas.

On trouvait, du côté du foie, une augmentation de volume assez marquée, en même temps qu'un aspect de dégénérescence graisseuse. La *vésicule* était distendue.

Il n'existait nulle part, ni dans la vésicule ni dans les voies hépatiques, de calculs, ni de sable biliaire. Signalons encore l'agglutination, par des exsudats plastiques, de tous les viscères situés normalement au voisinage de la région hépatique.

L'examen histologique permit d'affirmer la nature nettement inflammatoire du nodule développé dans le tissu pancréatique.

En présence de ces faits d'observation peu commune, et notre attention ayant été particulièrement retenue par le double intérêt clinique et anatomo-pathologique du cas observé, l'idée nous est venue d'en faire le sujet de notre thèse inaugurale.

Nous avons, dans ce dessein, interrogé la littérature médicale, et nos recherches bibliographiques nous ont prouvé que la question était d'un intérêt récent, presque d'actualité.

Un premier mémoire, publié par Riedel (1) en 1896, sur les « Processus hypertrophiques de la tête du pancréas sus-

(1) Riedel : in *Berliner Clinische Wochenschrift*, 1896.

ceptibles de régression », rapporte *trois* cas de pancréatite chronique, dont un avec autopsie. Nous les citons à la fin de notre travail, avec des observations analogues empruntées à la littérature anglaise : 6 cas, dont un avec autopsie, publiés par Mayo-Robson (1), et 6 autres également relatés par Moynihan (2), dans la *Lancet*.

Dans son mémoire, Mayo-Robson s'attache spécialement au traitement chirurgical applicable aux cas de pancréatite interstitielle avec retentissement biliaire ; Moynihan également se propose surtout de mettre en valeur les résultats obtenus dans des cas identiques, par une intervention dirigée contre la rétention biliaire. Deux des cas de Riedel témoignent des effets favorables, dans la pancréatite chronique, de la cholédocotomie et de la cholécystentérostomie.

En somme, jusqu'à ce jour, les auteurs qui ont étudié la pancréatite chronique, l'ont fait surtout au point de vue chirurgical. Si elle est mieux connue au point de vue anatomo-pathologique, son histoire clinique est encore obscure.

Le professeur Loeser, de Vienne (1), dans un article intitulé : « Pancréatite indurée circonscrite à évolution chronique », en étudie l'étiologie, qu'il rapporte à deux ordres de causes, extrinsèques ou intrinsèques : processus inflammatoires consécutifs à une lésion de voisinage, ou développés primitivement dans l'intérieur de la glande. Il relate les recherches expérimentales de Senn, de Sandmeyer, de Koerte, etc..., et signale la difficulté d'interprétation des symptômes, l'impossibilté même, le plus souvent, d'établir

(1) MAYO-ROBSON : *The Lancet*, juillet 1900.

(2) MOYNIHAN : Some cases of chronic Pancreatiti, *The Lancet*, 27 septembre 1902.

(3) LOESER : in *Special Pathologie und Therapie Band*, XVIII.

un diagnostic, à cause de la concomitance de symptômes associés, digestifs et surtout hépatiques.

« En somme, si la cause réside dans les voies biliaires ou l'intestin, les symptômes dus aux affections de ces organes dominent la scène. C'est ainsi que l'ictère peut être occasionné par pression de la tête du pancréas hypertrophié sur le cholédoque, mais il peut aussi être le fait de calculs, cause de la pancréatite, de catarrhe du duodénum ou des voies biliaires. »

Loeser conclut que, y eût-il même tous les signes, le diagnostic entre carcinome et induration serait encore très difficile, même s'il y avait de l'étylisme, de la syphilis ou de l'artério-sclérose faisant pencher vers l'induration.

Nous avons, pour notre compte, essayé de grouper en ce travail les notions acquises et d'interpréter les faits d'après le cas qui nous est personnel et les observations rapportées dans les mémoires ci-dessus cités. Encore la plupart de ces observations manquent-elles d'une vérification nécropsique complète, indispensable à l'interprétation pathogénique. Dans la plupart des cas, en effet (trois exceptés), il n'y a pas eu d'autopsie, et c'est précisément l'efficacité constante du traitement chirurgical (cholécystotomie, cholécystentérostomie ou simple libération de la vésicule et du cholédoque), qui retient surtout l'attention des auteurs.

Les données anatomo-pathologiques résultent de constatations biopsiques, faites au cours d'interventions quelconques sur les voies biliaires, interventions pratiquées le plus souvent après des déterminations diagnostiques inexactes, et suivies, dans quelques cas, d'une régression des symptômes également méconnue dans le pronostic post-opératoire.

En résumé, ce travail fut entrepris dans un double but :

1° Faire connaître des faits encore rares qui, jusqu'ici, n'ont pas fixé suffisamment l'attention des chirurgiens.

2° Eclairer, par la description d'un fait qui nous est personnel, la possibilité d'une sténose du canal cholédoque par des formations fibreuses développées dans la tête du pancréas.

ETUDE CLINIQUE

Il est difficile, quant à présent, de fixer par des termes précis les caractères cliniques de la pancréatite interstitielle. On ne l'a pas jusqu'ici recherchée d'une façon systématique chez les malades atteints d'ictère par rétention : seule l'exploration des viscères abdominaux, au cours d'une laparotomie, a permis de la reconnaître.

D'une part, il est évident que ses symptômes sont masqués par ceux de la lithiase ou de l'infection des voies biliaires ; d'autre part, il est peu probable qu'une lésion aussi limitée ait un retentissement sur les fonctions de la glande elle-même.

D'après Loeser (1), peu de signes caractéristiques appartiennent en propre à la pancréatite interstitielle secondaire. On peut néanmoins lui attribuer comme symptômes la présence d'une tumeur perceptible à la palpation dans la région du pancréas, — la glycosurie, — les selles graisseuses. Ces deux derniers signes n'ont assurément pas une grande valeur clinique ; le premier mérite de fixer davantage notre attention. Il est noté dans un certain nombre d'observations, et il est permis de supposer qu'à l'avenir, une recherche systématique permettra de le constater plus souvent.

(1) *Loc. cit.*

Au demeurant, en présence d'un fait environné encore de tant d'obscurité et d'une notion si récente, ce qu'il importe de fixer, ce sont moins les indications révélatrices de son existence que la physionomie générale que révèle le syndrome infection des voies bilaires, quand la pancréatite interstitielle se trouve associée aux conditions anatomiques qui le déterminent. Nous devons donc pour l'instant examiner les particularités et les différentes modalités cliniques qui nous sont offertes dans les cas encore peu nombreux dont la littérature médicale nous fournit des exemples.

1° Etiologie

Aucune circonstance saillante ne se dégage de la casuistique médicale. Nous retrouvons les mêmes influences causales qui régissent l'histoire des processus infectieux des voies biliaires ou, pour mieux dire, des angio-cholécystites.

En ce qui concerne l'influence comparée des *sexes*, nous retrouvons ici la même fréquence prédominante de ces accidents chez la femme. Sur les 16 cas rassemblés dans ce travail, 12 ont été observés chez des femmes, 4 seulement chez l'homme.

Il n'est pas fait mention dans tous ces cas d'indications spéciales relatives à la profession, au traumatisme, aux maladies antérieures.

La *lithiase biliaire* occupe le premier rang parmi les causes susceptibles de provoquer l'inflammation de la tête du pancréas. Dans les 3 cas publiés par Riedel (1), des calculs furent trouvés dans les voies biliaires. Les 6 observations de

(1) *Loc. cit.*
(2) *Loc. cit.*

Moynihan (1) relatent une oblitération calculeuse du canal cholédoque. Sur les 6 cas empruntés à Mayo-Robson (2), 3 fois la présence des calculs est signalée.

Nous ferons remarquer plus loin combien la position occupée par les calculs dans le trajet des voies biliaires est variable. Il s'en faut d'ailleurs que leur présence détermine chaque fois une véritable oblitération de ces canaux.

D'après Riedel, la pancréatite ne se développe pas nécessairement, ou plutôt uniquement, dans des cas où le cholédoque est oblitéré par un calcul : *il suffit d'une concrétion dans la vésicule* pour la provoquer.

Comparée à la fréquence générale de la lithiase, l'inflammation secondaire du pancréas apparaît en définitive comme une complication assez rare. Riedel ne l'a rencontrée que 3 fois dans 122 cas de lithiase.

Sa fréquence serait moins grande encore, ou tout au moins ses relations avec la calculose biliaire seraient moins apparentes, si l'on faisait équitablement la part qui revient à la lithiase, dans tous les cas où ce diagnostic est établi sur la foi du syndrome colique hépatique.

En fait, dans un certain nombre de cas, l'exploration attentive des voies biliaires, au cours d'une laparotomie, a montré que ces dernières ne renfermaient aucun calcul. Est-ce une raison suffisante pour affirmer que des calculs n'existaient pas au moment de l'opération ou n'ont pas existé antérieurement ?

Il est inutile actuellement de discuter la valeur de ces examens biopsiques, dont le manuel opératoire est soumis à un formalisme rigoureux (Quénu) (3).

(1) *Loc. cit.*
(2) *Loc. cit.*
(3) Quénu : *Progrès médical*, 1895.

D'autre part, cette même absence de calculs, au cours d'angiocholécystites, nous est révélée par les autopsies.

Quant au syndrome colique hépatique, il n'est pas nécessairement fonction de la migration calculeuse, mais nombreux sont les cas où il relève de l'inflammation péritonéale, de la *péricholécystite*.

En résumé, l'inflammation circonscrite de la tête du pancréas peut se trouver associée à la lithiase biliaire, mais elle peut se rencontrer en dehors d'elle, dans des cas où les altérations des canaux biliaires procèdent d'une cause plus générale : *l'infection*.

Parmi les documents dont nous disposons, un seul fait mention de recherches bactériologiques (obs. VII). Dans ce cas, le contenu de la vésicule fut examiné à ce point de vue : La bile contenait des staphylocoques et des streptocoques, mais aucun bacillus coli communi ne fut décelable, soit au microscope, soit dans les cultures.

L'*âge* des malades ne nous fournit aucune indication capitale. La moyenne, élevée dans les observations que nous relatons, oscille entre 40 et 50 ans. Deux cas s'éloignent notablement de ces limites : l'observation X et l'observation I qui se rapportent, la première, à une malade âgée de trente-six ans, la seconde à une malade de soixante-quatorze ans.

2° ANTÉCÉDENTS. — *Coliques hépatiques. — Ictère*

D'après Riedel, il est certain que le plus ou moins d'ancienneté de l'affection lithiasique ne joue aucun rôle dans la genèse de la pancréatite. Il semble cependant, en comparant les cas déjà nombreux publiés depuis le mémoire de

Riedel, qu'en général cette complication apparaît chez des malades depuis longtemps porteurs de lésions des voies biliaires.

Le plus souvent il est relaté dans les observations, que les premiers accidents ont éclaté plusieurs années avant le moment où le chirurgien est appelé à intervenir. Cette période durant laquelle surviennent des crises de coliques hépatiques, de l'ictère, des poussées fébriles, est plus ou moins longue ; sa durée oscille entre les chiffres extrêmes de 18, 12, 9 ans, et de 5, 3, 1 ans.

Toutes les observations font mention d'attaques réitérées de coliques hépatiques. Peu de détails en déterminent le caractère ; rarement la crise est longuement décrite. La douleur siège à l'épigastre, dans l'hypochondre droit, dans la partie supérieure de l'abdomen. Parfois les accidents revêtent l'allure de crises gastralgiques ; ils paraissent imputables à des troubles dyspeptiques.

La malade que nous avons observée n'avait jamais présenté aucun symptôme pouvant se rapporter à des coliques hépatiques ; c'est là un fait assez rare.

En général, ces premières crises sont séparées par de longues périodes, durant lesquelles tout semble rentrer dans l'ordre, jusqu'au jour où les phénomènes douloureux réapparaissent, accompagnés d'un ictère qui devient permanent.

Les crises se répètent de plus en plus fréquemment, et l'ictère persiste entre chaque attaque douloureuse, marqué chaque fois par une coloration plus foncée du tégument. Il est plus rare de voir l'ictère installé définitivement, quand depuis longtemps les douleurs ont disparu (obs. II).

Les auteurs ne nous fournissent aucune indication bien nette sur la *température* de leurs malades. Dans deux cas (obs. III; obs. VII), il est fait mention de véritables accès fébriles.

Le plus ordinairement, les crises de coliques hépatiques sont accompagnées de frissons.

Les troubles digestifs, qui ne manquent guère dans tous ces cas, sont ceux que l'on signale habituellement dans les ictères par rétention : perte de l'appétit, dégoût pour les aliments gras, vomissements.

Ces symptômes, de notion banale, s'effacent devant deux signes d'une importance fondamentale : la décoloration des matières fécales et l'amaigrissement des malades.

Cette cachexie, fréquente dans les ictères par rétention et signalée dans la plupart de nos observations, y est évaluée à une perte de poids de 5, 6, 17 kilos en quelques mois. Cet amaigrissement qui donne à certains malades une apparence squelettique (Mayo-Robson), reconnaît comme cause principale une assimilation insuffisante des matières grasses. La majeure partie des graisses de l'alimentation est perdue pour l'organisme, par suite de l'obstacle apporté à l'écoulement de la bile dans l'intestin. Dans certaines circonstances, il est possible que le pancréas intervienne pour une part dans ces troubles de la nutrition. Le rôle que joueraient en pareil cas les lésions de cet organe peut se comprendre de deux façons :

D'une part, on peut se demander si l'inflammation est assez profonde pour intéresser une étendue considérable de la glande et engendrer par suite un trouble notable de sa fonction. Cette hypothèse cadre mal avec les faits qui nous représentent la pancréatite interstitielle associée aux altérations des voies biliaires, comme une lésion assez limitée, intéressant une portion de la tête : lésion évidemment peu profonde, puisque dans la majorité des cas, elle est susceptible de régresser et de disparaître.

Il est plus vraisemblable, d'autre part, qu'à l'instar de l'émulsion biliaire, la digestion pancréatique est interrompue lorsque les voies d'excrétion de cet organe sont oblitérées, comme cela arrive nécessairement dans le cas où un calcul est enclavé dans l'ampoule de Vater ou dans la partie terminale du canal cholédoque (obs. XI, XII, XIII, XIV).

3° Exploration de l'abdomen

L'exploration de l'abdomen par le palper nous fournit des indications intéressantes concernant l'état du foie et de la vésicule biliaire. Ces données sont très variables.

a). — Tantôt le foie semble présenter une augmentation de volume ; tantôt il offre des dimensions normales. Tuméfié, il dépasse le rebord costal de quelques travers de doigts ou de la largeur de la main. Il peut descendre jusqu'au ligament de Poupart. Sa surface est ordinairement lisse, son bord tranchant est régulier, mou, non bosselé.

b). — Au-dessous du bord inférieur du foie, le palper révèle l'existence d'une tumeur arrondie, de consistance variable, tantôt fluctuante, tantôt dure, qui donne l'impression de la vésicule biliaire dilatée. Dans d'autres cas, cette donnée est moins précise : l'exploration de l'abdomen permet simplement de constater un peu de tuméfaction dans la région de la vésicule, ce qui semble se rapporter plus simplement aux lésions péritonéales péricystiques, à peu près constantes dans tous ces cas. Ces adhérences engendrent un peu de sensibilité douloureuse, et un empâtement diffus, mal limité, de la région vésiculaire.

c). — *L'induration du pancréas se peut-elle reconnaître cliniquement ?*

Riedel, dans un cas, l'a constatée par le palper, mais l'a attribuée à la présence de la vésicule biliaire renfermant des cellules. La laparotomie montre que la vésicule était tout à fait rudimentaire, remplie de calculs, et profondément logée sous le foie.

Dans les observations publiées par Mayo-Robson, il est souvent noté que les malades présentent une sensibilité évidente dans la région médiane de l'abdomen, juste au-dessus de l'ombilic ; de la douleur à la pression et un empâtement mal défini. Dans un cas, une exploration de l'abdomen sous le chloroforme permit de constater, entre l'ombilic et le rebord costal, une tumeur dure, ronde et irrégulière. Or, la vésicule biliaire fut ultéieurement trouvée normale. Cette tumeur s'était développée sur le pancréas.

Ce fait est unique jusqu'ici dans la littérature médicale.

Cependant il est probable que l'induration inflammatoire du pancréas n'est pas absolument silencieuse, et qu'une exploration méthodique doit permettre de la reconnaître, ou tout au moins de la soupçonner.

A ce point de vue il est juste, à l'exemple de l'auteur que nous venons de citer, d'attribuer une certaine importance aux indications fournies par le palper, notamment à la douleur provoquée par la pression au-dessus de l'ombilic, douleur accompagnée d'une sensation de résistance anormale et d'empâtement.

ANATOMIE PATHOLOGIQUE.

Les données anatomiques sur lesquelles repose la notion de la pancréatite interstitielle dans les cas de lithiase ou d'angiocholécystite, nous sont fournies par quelques autopsies et surtout par les examens biopsiques pratiqués à la faveur des interventions chirurgicales.

Une autopsie de Riedel (1), une autre relatée par Mayo-Robson (2), sont jusqu'à présent les seuls documents empruntés à la littérature médicale, à l'aide desquels il soit permis de déterminer la nature de la lésion pancréatique.

Le plus souvent, après la laparotomie, les chirurgiens ont cru avoir affaire à une tumeur maligne, et c'est seulement en constatant les résultats éloignés éminemment favorables à leur intervention qu'ils ont conclu à l'existence d'une lésion simplement inflammatoire.

En dehors des deux cas que nous venons de citer, tous se sont terminés par la guérison, ce qui suppose nécessairement une régression complète des altérations de l'organe, une véritable restitutio ad integrum. Telle est la manière de voir de Riedel, dont le travail capital a pour titre : *Des*

(1) *Loc. cit.*
(2) *Loc. cit.*

processus hypertrophiques de la tête du pancréas susceptibles de régression.

Les choses ne doivent pas se passer toujours ainsi, et l'inflammation du pancréas peut, croyons-nous, donner naissance à des altérations irrémédiables et définitives. L'observation personnelle que nous publions vient à l'appui de cette assertion. Elle nous fournit un exemple des modifications profondes, incurables, que subit le tissu pancréatique. Au lieu d'une tuméfaction considérable, d'une hypertrophie inflammatoire, nous avons rencontré un noyau de dimensions restreintes, induré, très limité, reliquat et témoin ultime d'un processus plus étendu.

Ce n'est pas seulement sur la nature et l'étendue du processus destructeur que nous renseigne cette autopsie. Elle nous permet de nous rendre compte de l'action exercée par la tumeur sur le canal cholédoque, et du rôle qu'elle joue dans le mécanisme de la rétention biliaire.

Dans la plupart des cas publiés par les auteurs, des causes multiples sont capables d'engendrer l'ictère. S'il est permis de supposer que le gonflement de la tête du pancréas intervient en pareil cas, comment faire la part qui doit revenir nécessairement aussi à l'obstruction calculeuse, ou simplement à l'angiocholite catarrhale, lorsque la lithiase ne peut être mise en cause ?

L'observation qui nous est personnelle met au premier plan l'action de la tumeur pancréatique dans l'obstruction du canal cholédoque, à l'exclusion de la lithiase biliaire qui faisait totalement défaut dans ce cas.

Plus complètement que les examens pratiqués au cours d'interventions chirurgicales, les autopsies nous renseignent sur l'état des voies biliaires, du foie et des organes voisins.

C'est en nous appuyant sur ces deux ordres de constatations que nous allons essayer d'esquisser une revue générale des lésions jusqu'ici observées dans l'ensemble des faits empruntés à la littérature médicale.

1° PANCRÉAS.

L'augmentation de volume et de consistance de la tête du pancréas est le fait capital qui fixe l'attention du chirurgien lorsqu'il explore le trajet des voies biliaires.

La tumeur a parfois *le volume d'une petite pomme*. Elle est *dure* comme du fer (Riedel). On en fait avec certitude un carcinome.

Dans d'autres cas, l'on ne sent pas de tumeur à proprement parler, mais le tissu pancréatique offre une résistance d'une dureté insolite. Parfois l'induration de la glande dépasse les limites de la tête et s'étend sous forme de nodosités, d'un durcissement irrégulier, sur le corps du pancréas.

Les rapports de la tumeur avec le canal cholédoque sont indiqués en général d'une façon peu précise ; on la voit dépasser *à droite* les limites normales de l'organe, pour couvrir l'extrémité inférieure du canal cholédoque. Ailleurs elle paraît véritablement obstruer ce conduit. C'est encore une masse ronde, dure et irrégulière située derrière le duodénum, et qui « semble être, sans discussion possible, une tumeur maligne du pancréas ». (Mayo-Robson).

Chez notre malade, un nodule fibreux, de la grosseur d'une noisette, appliqué sur le côté gauche du canal cholédoque, déterminait un véritable rétrécissement de ce dernier. Ce rétrécissement et cette petite tumeur siégeaient très exactement à la partie supérieure de la portion rétro-duodénale du cholédoque. Là, en effet, peut exister à l'état normal un prolongement qui dans certains cas est assez volumineux pour dépasser en haut la première portion du duodénum et se loger dans l'épiploon gastro-hépatique. C'est aux dépens de cette partie accessoire de la tête du pancréas que la tumeur nous a semblé s'être développée.

Il nous paraît en outre intéressant de retenir ses connexions avec le ligament hépato-duodénal. L'induration concomitante du petit épiploon est signalée par les auteurs (Mayo-Robson).

L'étude microscopique des lésions pancréatiques n'a pas été poussée très loin ; les observateurs, dans les deux autopsies que nous avons mentionnées, ne cherchaient pas d'autre fin que la vérification d'un diagnostic clinique et macroscopique, inclinant visiblement vers l'idée d'une tumeur maligne.

Aussi se bornent-ils à indiquer sommairement l'existence d'un tissu fibreux surabondant (Mayo-Robson), ou d'une inflammation interstitielle (Riedel), à l'exclusion de toute autre altération susceptible d'être considérée comme étant de nature cancéreuse.

Le fait que nous avons observé nous-même nous a permis de pénétrer un peu plus loin dans cette étude. Nous avons constaté d'une part une disparition à peu près complète des éléments glandulaires, et en second lieu des lésions inflammatoires sous forme d'infiltration leucocytaire très accusée. Isolément, ou par groupes de deux ou trois, apparaissent au milieu d'un stroma fibreux très dense, quelques cellules épithéliales glandulaires. Quant aux cellules rondes, bien que répandues en abondance au milieu du tissu conjonctif de la tumeur, elles forment des amas plus denses sur les confins de cette dernière, près de sa périphérie, sur les points où elle prend contact avec la veine porte et le canal cholédoque.

2° Voies biliaires.

L'exploration de l'abdomen, au cours d'une laparotomie, fournit peu de renseignements sur l'état des voies biliaires. En dehors de la recherche des calculs, le domaine de l'investigation chirurgicale est, en somme, des plus restreints. Cependant elle permet de grouper les observations en deux catégories : celles où il est fait mention de l'existence de calculs ; en second lieu, les cas où une exploration méthodique n'a pas permis d'en rencontrer.

Le travail de Riedel avait fait supposer que la lithiase biliaire était la condition nécessaire du processus hypertrophique de la tête du pancréas. Les confirmations ultérieures ne confirment pas cette manière de voir, puisque quelques cas de Mayo-Robson, et le nôtre, échappent à la règle énoncée par le chirurgien allemand.

La position occuppée par les calculs est des plus variables. Tantôt la vésicule renferme un gros calcul unique, et les voies biliaires sont parfaitement libres au delà ; tantôt des calculs se rencontrent simultanément dans la vésicule, le cholédoque, le duodénum (Riedel). Parfois après incision et ouverture du duodénum et de l'ampoule de Vater, l'opérateur rencontre un calcul situé à sa base, à la naissance du canal de Wirsung (Moynihan). Les calculs peuvent siéger encore dans le canal cholédoque, près de l'embouchure du canal cystique (Moynihan).

Les déformations que subissent les canaux biliaires dans leur direction et leur calibre, ne peuvent être notées avec précision que dans les autopsies. Dans le cas rapporté par Riedel, le canal cystique offrait un diamètre de 10 millim. ; le cholédoque qui présentait un diamètre de 12 millim. au point d'abouchement du canal cystique, s'élargissait progressivement jusqu'à atteindre un diamètre de 45 millim. offrant de loin en loin des ecchymoses punctiformes.

Chez la malade dont nous avons fait l'autopsie, le canal cholédoque et le canal cystique avaient le diamètre de la dernière phalange du pouce au-dessus du point rétréci, adossé au nodule fibreux pancréatique ; là, le cholédoque n'était pas absolument imperméable, puisqu'il admettait encore une fine sonde cannelée ; au-dessous le canal reprenait son calibre normal.

Nous avons noté encore des modifications de texture du canal cholédoque : un épaississement assez marqué de l'ensemble de ses tuniques d'une part, et, en outre, des altérations visibles au microscope, qui nous semblent imputables à l'action des pigments biliaires. L'épithélium a totalement disparu ; les tissus se colorent mal ; aucun noyau n'est visible dans les tuniques du cholédoque, au niveau du rétrécissement.

3° Vésicule.

L'examen objectif de la vésicule biliaire ne répond pas toujours aux conjectures fondées sur le palper abdominal. Nous avons vu que quelquefois on lui attribue l'hypertrophie et l'induration qui existent bien réellement au niveau de la tête du pancréas.

Elle est tantôt volumineuse, surdistendue ; tantôt flasque, ratatinée, atrophiée, perdue au milieu d'adhérences qui la fixent aux organes voisins ou la dissimulent sous la face inférieure du foie. Moynihan relate, dans son mémoire, un cas où l'on rencontre, au milieu de ces adhérences, un calcul qui avait ulcéré la vésicule.

Quand on compare entre elles toutes les observations que nous avons pu recueillir, pour mettre en relief les circonstances qui semblent commander ces variations dans l'état de la vésicule biliaire, on arrive à se convaincre que la loi de Courvoisier-Terrier ne cesse pas d'être applicable à tous ces faits. La vésicule apparaît petite et atrophiée dans les cas de lithiase ancienne, avec obstruction calculeuse du cholédoque. Dans l'espèce, les seules observations où il soit fait mention d'une vésicule distendue, se rapportent à des cas où aucun calcul n'oblitérait les canaux biliaires (obs. I, IV, VI, VII).

Cependant l'absence de calculs n'implique pas nécessairement une augmentation du volume du réservoir biliaire (obs. IX, X).

4° Foie.

Les autopsies montrent que le foie est volumineux (1.550 grammes dans notre cas) ; il peut atteindre la crète iliaque (Riedel).

Chez notre malade, il offrait la coloration gris-jaunâtre des foies infectieux.

Les voies biliaires intra-hépatiques sont dilatées, remplies d'un liquide clair, presque fluide, en général peu épais.

Des lésions plus profondes peuvent encore se rencontrer, notamment de grands abcès (Mayo-Robson, obs. III).

5° Péritoine, Tube digestif.

Les *adhérences péritonéales* se présentent, chez la plupart des malades opérés, et à l'autopsie, avec une fréquence qui mérite évidemment de fixer l'attention. Ces adhérences se rencontrent indifféremment dans les cas de lithiase aussi bien que dans ceux où les calculs font défaut. A moins d'admettre que ceux-ci ont existé à un moment donné, et ont été dans la suite expulsés, il faut croire que cette péritonite plastique est l'expression d'un processus plus général, auquel la lithiase vient s'associer accessoirement.

Quoi qu'il en soit, ces réactions inflammatoires péritonéales se traduisent par la formation d'adhérences celluleuses vascularisées, minces ou membraniformes, parfois infiltrées de sérosité. Elles se rencontrent de préférence au pourtour de la vésicule biliaire, qu'elles fixent au colon transverse, au duodénum et au pylore. Ces brides, parfois très résistantes, forment une sorte de gâteau au milieu duquel le réservoir biliaire disparaît.

Les ligaments péritonéaux sont épaissis et rétractés, ce qui entraîne nécessairement des changements de direction, des soudures des organes auxquels ils servent de points d'attache. Le pylore est, par suite, fixé sous la face inférieure du foie ; l'estomac est dilaté secondairement.

Dans aucun des cas que nous relatons l'ascite n'est signalée. Riedel, à l'autopsie, a trouvé dans la cavité abdominale 1.350 grammes environ de sang épanché, provenant vraisemblablement d'une hémorragie secondaire, après l'intervention chirurgicale.

Les modifications du péritoine ont fixé notre attention, chez la malade dont nous rapportons l'observation. Indépendamment des brides, des adhérences reliant les différents segments du tube digestif, il existait, sur le péritoine viscéral, des épaississements nacrés, une sorte de *pérviscérite* assez étendue.

En résumé, le péritoine est intéressé d'une façon à peu près constante dans tous les cas où l'induration du pancréas vient s'ajouter aux différents modes d'obstruction des voies biliaires ; telle est la notion importante qui semble se dégager de l'ensemble des faits connus et étudiés jusqu'ici. Cette péritonite circonscrite a-t-elle une signification en dehors de la lithiase concomitante ? Peut-elle exister indépendamment de cette dernière ? Les chirurgiens n'hésitent pas à répondre par l'affirmative. *La péritonite vésiculaire adhésive* peut présenter tous les caractères de l'accès le plus franc de coliques hépatiques (Longuet) (1).

L'évolution de l'affection accentue encore sa ressemblance avec les accidents propres à la lithiase : les accès se répètent durant des années, jusqu'à ce qu'une intervention, qui se borne à une simple libération des adhérences, fasse disparaître définitivement douleur et ictère.

La péricholécystite, la périhépatite, la rétraction inflammatoire des ligaments péritonéaux, ressortissent donc à un processus général d'ordre infectieux selon toute vraisemblance, que la lithiase peut favoriser, mais qui n'exige pas nécessairement son concours.

(1) Thèse de Paris, 1896.

Par quel mécanisme se produit la rétention biliaire dans les cas qui ne relèvent pas de l'obstruction calculeuse ? On peut invoquer, comme cause de l'ictère, la formation d'un bouchon muqueux, une angiocholite catarrhale, satellite des poussées inflammatoires du péritoine. L'ictère chronique peut être aussi attribué à une sténose du cholédoque par des brides fibreuses : Frerichs en cite une observation dans son traité.

A titre assurément exceptionnel intervient la compression du canal cholédoque par la tuméfaction inflammatoire de la tête du pancréas. Il est peu probable qu'il s'agisse purement et simplement d'un aplatissement de ce canal, d'une compression au sens littéral du mot. Riedel dit que la tumeur restreint l'écoulement de la bile et du suc pancréatique. Au début de l'affection, elle peut agir par son volume, et la compression qu'elle exerce ajoutera son action à celle des influences concomitantes : calculs, angiocholite, etc., Plus tard, il n'en sera assurément plus de même ; et, d'une façon générale, si l'augmentation de consistance de la glande est un fait constant, relaté par tous les observateurs, le gonflement de l'organe est une particularité tout à fait contingente. De sorte que, si la lésion du pancréas offre en soi un intérêt anatomo-pathologique très grand, son importance pathogénique est à coup sûr moins apparente. Son influence n'est cependant guère discutable das un cas comme le nôtre.

Sur les coupes macroscopiques comprenant à la fois le nodule pancréatique et le canal cholédoque, celui-ci figurait une sorte d'encoche découpée dans la substance squirrheuse, lardacée, de l'organe chroniquement enflammé. La coarctation que subissait le canal, au niveau de la tumeur, devait résulter vraisemblablement de la rétraction inflammatoire de ce tissu. Comment comprendre autrement qu'une néoplasie, de la grosseur d'une fève, fût caapble de faire obstacle à l'écoulement de la bile ?

Quant à l'altération elle-même du tissu glandulaire, il nous semble légitime d'admettre qu'elle est due à l'extension du processus inflammatoire dont le péritoine est le siège, et qui, des enveloppes péritonéales, peut se propager aux viscères sous-jacents. Elle est de même nature que les formations calleuses développées aux dépens des ligaments péritonéaux, des replis épiploïques, de la capsule du foie, du revêtement séreux de la vésicule biliaire ou de l'intestin.

DIAGNOSTIC

Est il possible de reconnaître cliniquement la lésion que nous venons de décrire ? Pour un observateur prévenu et qui de propos délibéré, la recherchera, peu de signes sont propres à en révéler l'existence d'une façon certaine. On peut bien constater, dans la région sus-ombilicale, un empâtement douloureux, une tumeur plus ou moins délimitable, mais encore faut-il interpréter ces indications fournies par la palpation, et la première difficulté consiste à séparer l'affection qui nous occupe des tumeurs malignes du pancréas.

Le syndrome révélateur d'un cancer du pancréas est souvent très caractéristique. D'après MM. Bard et Pic, « le cancer primitif du pancréas répond à un type clinique bien défini, qui est surtout le fait de son siège habituel à la tête de l'organe. Ictère sombre, toujours progressif et sans rémissions, distension énorme de la vésicule biliaire, facilement perceptible à la palpation, absence d'augmentation de volume du foie, température habituellement hyponormale, amaigrissement et cachexie rapides; courte durée de la maladie. »

Bien que, dans certains faits exceptionnels, on puisse rencontrer des cancers du pancréas évoluant avec une symptomatologie différente, ce critérium clinique peut, dans l'immense majorité des cas, servir de base à un diagnostic différentiel.

En fait, chez notre malade, nous avons rejeté l'hypothèse d'un cancer, en nous basant sur les caractères de l'ictère qui a conservé sa teinte jaune safran sans accentuation pendant la durée de la maladie ; sur l'augmentation de volume du foie, sur l'absence de cachexie et sur l'existence d'une température subfébrile (38°, 39°).

Le diagnostic que nous avions quelque tendance à admettre nous faisait envisager la possibilité d'une compression du cholédoque par des ganglions néoplasiques, ou même l'hypothèse d'un cancer primitif des voies biliaires.

Malgré cela, à l'exemple de Loeser, nous croyons que le diagnostic entre carcinome et lésion inflammatoire est très difficile, souvent même impossible. Le plus souvent c'est un diagnostic de présomption ; et c'est précisément dans ces cas, où le diagnostic se pose avec le cancer duodénal, le cancer du cholédoque ou celui des ganglions, que l'interprétation clinique présente des difficultés presque insurmontables.

Autrement, la question ne se pose même pas, lorsque on a simplement affaire à des cas d'obstruction calculeuse, ou à des altérations des voies biliaires.

Nous disons, avec Loeser, que c'est au chirurgien à apprécier l'état du pancréas au cours des interventions pratiquées sur les voies biliaires.

PRONOSTIC

Le pronostic de la pancréatite chronique, dans les cas particuliers auxquels nous nous sommes attachés, dépend en grande partie des affections concomitantes apparaissant comme cause ou comme conséquence de la lésion du pancréas : calculose, angiocholite, obstruction des voies biliaires, infections, etc. ; aussi nous semble-t-il difficile de faire exactement la part qui doit revenir à cette lésion. C'est un nouveau facteur de gravité, surajouté aux circonstances habituelles qui l'accompagnent.

Telle est la manière de voir de Riedel.

D'ailleurs nous nous défendons d'établir actuellement le pronostic d'une lésion mal connue, et dont nous n'avons nous-même observé qu'un exemple. Il est vrai que cet exemple nous a permis d'apprécier la gravité de l'affection abandonnée à elle-même. Il n'est pas douteux pour nous que, si le diagnostic avait pu être établi, une intervention eût sauvé la malade.

En dehors de ces considérations, nous ne pouvons guère que nous en rapporter aux affirmations des auteurs qui nous montrent cette pancréatite secondaire comme un processus spontanément curable. La régression spontanée des pancréatites chroniques semble bien, en effet, être une réalité, une règle même, toutes les fois que la perméabilité des voies biliaires a été rétablie.

TRAITEMENT

Existe-t-il une thérapeutique spécialement applicable au cas qui nous occupe, c'est-à-dire à l'induration inflammatoire du pancréas qui survient dans les cas d'obstruction des voies biliaires ?

Il faut dstinguer évidemment deux sortes de circonstances : ou bien la tuméfaction de la glande joue un rôle dans le mécanisme de la rétention biliaire ; ou bien elle se présente comme un épiphénomène purement accessoire, sans conséquences directes sur la marche de la maladie.

Notre cas prouve de façon péremptoire que la sténose du cholédoque peut se produire au niveau d'une portion de parenchyme glandulaire chroniquement enflammé.

Nous croyons avoir suffisamment établi, par la description que nous avons donnée de cette lésion, que la coarctation du canal cholédoque pouvait être considérée comme le fait d'une rétraction cicatricielle de la néoplasie inflammatoire entourant le canal. En pareil cas, nous croyons qu'une intervention chirurgicale était positivement indiquée.

En tout cas, cette observation nous permet d'envisager notre étude à un point de vue qui n'a pas jusqu'ici attiré l'attention des auteurs. Les interventions que l'on a pratiquées jusqu'ici, dans des cas en apparence semblables au nôtre, n'étaient assurément en aucune façon dirigés contre la lésion pancréatique ; elles se proposaient simplement de lever l'obstacle, mécanique ou inflammatoire, qui s'opposait au cours de la bile ; ou même encore de rémédier, par un drainage, à l'infection des voies biliaires.

C'est dans ce but qu'ont été pratiquées les différentes opérations que nous nous contentons d'énumérer, sans vouloir en aucune façon en discuter la valeur.

1° *Cholécystotomie ;* issue des calculs ; libération des adhérences.

2° *Cholécystentérostomie.*

3° *Extirpation de la vésicule.*

4° *Incision du duodénum et de l'ampoule ;* enlèvement des calculs à la naissance du canal de Wirsung. — Drainage de la vésicule.

5° *Cholédocotomie ;* drainage du cholédoque.

En résumé, le seul point sur lequel nous voulons insister, c'est l'opportunité de l'intervention chirurgicale dans tous ces cas, soit qu'elle ait pour but de rémédier à une sténose cicatricielle résultant de l'inflammation du pancréas, soit qu'elle rentre dans le cadre général des interventions pratiquées dans tous les cas d'angiocholécystite.

Même dans cette dernière circonstance, une intervention chirurgicale n'est pas sans utilité, si nous nous plaçons simplement au point de vue de la lésion pancréatique, puisque nous admettons avec les auteurs que nous avons cités, que l'inflammation du pancréas abandonnée à elle-même est susceptible de donner naissance à un processus chronique, qui constitue dès lors un facteur nouveau de gravité.

OBSERVATIONS

OBSERVATION I *(Personnelle)*

Autopsie.

Hôpital de la Croix-Rousse.

R..... Victoire, soixante-quatorze ans, tisseuse. Entrée le 26 juillet 1902, salle Sainte-Blandine, n° 34. — Morte le 5 août 1902.

La malade entre à l'hôpital pour un ictère survenu il y a deux mois. Les antécédents héréditaires sont nuls ; son passé pathologique n'offre pas un plus grand intérêt. La malade a été réglée à quinze ans : la ménopause est survenue vers cinquante ans. Elle a eu deux enfants dont l'un est mort en bas âge, et l'autre est vivant aujourd'hui.

Excellente santé jusqu'à ces derniers mois. Elle n'a jamais eu antérieurement ni ictère, ni accident d'aucune sorte pouvant se rapporter à des coliques hépatiques.

L'affection actuelle aurait débuté il y a deux mois. Quelque temps auparavant la malade avait ressenti des douleurs localisées à la région lombaire et s'irradiant dans les membres inférieurs, plus spécialement le long du sciatique du côté droit. Peu de temps après apparurent des troubles digestifs : diminution de l'appétit, dégoût pour les aliments, surtout pour la viande et les graisses ; enfin, diarrhée qui aurait persisté jusqu'à ces derniers temps.

L'ictère est survenu il y a deux mois; il n'a pas atteint d'emblée l'intensité qu'il présente aujourd'hui, mais il suivit une marche continue, lentement progressive, ne s'accompagnant ni de prurit, ni de xantpopsie. En même temps les forces de la malade ont diminué d'une façon notable ; l'amaigrissement a fait des progrès rapides.

A son entrée la malade présente un ictère jaune safran, étendu à tout le tégument, à la conjonctive bulbaire, à la voûte palatine, etc. Cet ictère ne s'accompagne ni de troubles de la vue, ni d'aucun trouble nerveux. Il n'y a jamais eu d'hémorragie nasale ou autre. Les troubles digestifs actuels sont ceux du début de la maladie.

La malade paraît peu amaigrie, nullement cachectique. Elle n'est pas somnolente ; elle répond avec lucidité et à propos à toutes les questions.

Il existe un peu d'œdème péri-malléolaire. L'abdomen est plus saillant que normalement, et un peu tendu ; mais il n'y a pas d'ascite.

On provoque une légère douleur en palpant l'hypocondre droit. En déprimant les téguments, à deux travers de doigt au-dessous du rebord costal, le palper met en évidence le bord inférieur du foie, mou, arrondi, sur lequel se détache, un peu plus bas, la saillie de la vésicule biliaire dilatée.

La limite supérieure de la matité hépatique répond à la cinquième côte droite.

A l'examen du cœur, on constate que la pointe bat dans le cinquième espace sur la ligne mamelonnaire. On ne perçoit aucun bruit anormal. Il existe cependant une arythmie légère.

Le pouls (100) présente quelques irrégularités.

Les urines sont franchement ictériques.

Réaction de Gmelin très positive.

Ni albumine, ni glucose.

Urée = 10 grammes par litre.

Les matières fécales sont décolorées, argileuses, très fétides.

L'examen du sang révèle une hypoglobulie assez marquée.

Globules rouges = 3.200.000.

Globules blancs	polynucléaires	87 p. 100
—	—	mononucléaires	10 p. 100
—	—	limphocytes	3 p. 100

1er août.— L'état de la malade est resté stationnaire depuis son entrée dans le service. La coloration des téguments n'a pas sensiblement changé. L'ictère ne s'est pas foncé, il garde la même teinte safran qu'au début. La malade ne souffre pas. Elle s'alimente peu, mais les troubles digestifs sont peu marqués.

La température a constamment oscillé entre 38° et 39°, sans atteindre ce dernier chiffre.

Les selles sont toujours décolorées.

Les urines sont rares. Au début, la quantité d'urines émises en vingt-quatre heures atteignait 1.600 grammes; elle est tombée depuis à 750 et 550 grammes.

3 août. — La malade est somnolente. La température oscille actuellement entre 37°5 et 38°. On ne note aucune particularité nouvelle à l'examen des poumons et du cœur.

5 août. — Après une période de coma de vingt-quatre heures environ, la malade est morte sans incident notable.

Autopsie

a) *Abdomen.* — A l'ouverture de la cavité abdominale on constate, dans la portion sus-mésocolique du péritoine, entre la face inférieure du foie, le duodénum et l'angle droit du côlon, des brides celluleuses lâches, infiltrées d'une sérosité citrin assez abondante. Au-dessous du côlon transverse les anses intestinales sont agglutinées par un exsudat plastique de formation récente, Toutefois la péritonite ne se généralise pas à tout l'abdomen ; elle paraît s'irradier à une certaine distance de la région sous-hépatique, elle est en somme peu accusée.

Après éviscération, on constate que le foie est augmenté de volume. Il présente une coloration gris-jaunâtre, plus proche de la dégénérescence graisseuse que de l'imprégnation biliaire véritable. La vésicule biliaire est très distendue, elle fait sur le bord antérieur du foie une saillie arrondie du volume d'une mandarine. Sa face supérieure est reliée au parenchyme voisin par des tractus celluleux vascularisés ; elle est remplie d'une bile vert foncé, épaisse. En explorant par le palper le trajet des voies biliaires, on ne trouve nulle part, ni dans la vésicule, ni dans le canal cholédoque, ni dans les divisions du canal hépatique, de calcul ni de sable biliaire. Le canal cholédoque, le canal cystique, élargis considérablement, ont le diamètre du pouce. Cette distension du cholédoque cesse brusquement à la hauteur du duodénum : là le canal présente un véritable étranglement. Une sonde cannelée, introduite par la partie supérieure du cholédoque, franchit cependant ce point rétréci, et pénètre dans le duodénum par l'ampoule de Vater, dont l'orifice est élargi. L'étranglement du cholédoque siège exactement à la partie supérieure de son trajet rétro-duodénal ; au-dessous, le canal s'élargit de nouveau, sans toutefois atteindre le calibre démesuré qu'il présente en amont du point rétréci. En ce point on sent un noyau induré, qui se trouve en contact avec la face interne du canal, et qui appartient à un prolongement de la tête du pancréas. Ce nodule occupe, dans l'épaisseur de cet organe, une étendue d'environ 2 centimètres. Le tissu qui le constitue est de consistance squirrheuse, d'aspect lardacé, de coloration blanc nacré.

On n'y reconnaît en aucune façon l'aspect habituel du tissu pancréatique ; son volume ne dépasse pas celui d'une grosse fève. Il adhère à l'artère hépatique, à la veine porte et au canal cholédoque ; mais il n'y a pas fusion complète de la paroi du canal avec le tissu du nodule : on distingue entre eux une bande de tissu cellulaire lâche.

Au dessous du point rétréci, les tuniques du canal cholédoque sont un peu épaissies, sans que ce changement d'aspect soit imputable à une infiltration néoplasique.

Tout autour de la région duodénale, de l'hiatus de Winslow et de la portion avoisinante du côlon transverse, sont répandues des brides celluleuses de péritonite plastique, des épaississements nacrés du péritoine; mais nulle part de carcinose miliaire ou nodulaire; *aucune généralisation ganglionnaire ni viscérale. Les ganglions du hile sont intacts.*

Il existe une déformation assez marquée du bord antérieur du foie qui est mousse, arrondi; et une ectasie des voies biliaires intra-hépatiques.

En résumé: nous sommes en présence d'un véritable rétrécissement du canal cholédoque, dont la cause paraît devoir être attribuée à la compression exercée par un nodule fibreux, dépendant de la tête du pancréas, et comprimant ou enserrant le canal en un point situé à la partie supérieure de la deuxième portion du duodénum.

Toutefois on peut se demander si ce rétrécissement n'est pas le fait de brides celluleuses péritonéales, étranglant le canal cholédoque, et si le nodule fibreux de la tête du pancréas ne représente pas l'extension, au tissu de cet organe, de la péritonite plastique de voisinage.

b) *Thorax.* — *Les poumons* (poumon droit: 480 grammes, gauche: 400 gr.) présentent aux sommets un léger froncement cicatriciel dû à des lésions tuberculeuses anciennes. Collapsus de la base des lobes inférieurs. Pas de liquide dans les plèvres.

Le cœur : (290 grammes) présente un léger degré de surcharge graisseuse. Les sigmoïdes aortiques sont athéromateuses mais souples, et sans déformations. Il existe un athérome prononcé de la valvule mitrale; son bord libre est épaissi, mamelonné; un gros nodule calcaire se trouve dans l'épaisseur de la valve postéro-externe.

Le muscle cardiaque ne semble pas altéré.

c) Les *reins* (droit, 130 grammes, gauche, 120 grammes) sont fortement imprégnés par la bile, sans autre altération visible.

La rate (140 grammes) paraît normale.

Examen histologique. — Ce fragment de tissu n'offre à première vue rien qui rappelle la structure habituelle d'un organe glandulaire, ni d'un ganglion. Il est constitué par un bloc de tissu fibreux dont les lames sont dissociées par des éléments cellulaires offrant des dimensions très réduites, et les caractères des lymphocytes. Ceux-ci s'égrènent parfois diffusément au milieu des faisceaux connectifs ; le plus souvent ils sont groupés en amas volumineux soit au pourtour des vaisseaux, soit dans les zones de tissu connectif lâche qui séparent le nodule pancréatique de la paroi du cholédoque, ou des tuniques de la veine porte qui lui sont adjacentes.

A un plus fort grossissement (obj. VI, oc. 3) il est possible de reconnaître encore des vestiges de formations glandulaires. Çà et là apparaissent, isolément ou groupées par deux ou par trois, des cellules d'aspect nettement épithélial, pourvues d'un noyau normalement coloré, mais dont le protoplasma offre un éclat vitreux. Sur un point de nos préparations se rencontre une lacune qui représente probablement un canal excréteur déformé, et dans lequel des cellules cylindriques sont répandues sans arrangement régulier, confondues pêle-mêle avec des lymphocytes.

La structure du canal cholédoque est profondément altérée. Sur le fond uniforme brun rougeâtre du stroma conjonctif ne se détache aucun élément cellulaire, aucun noyau ; alors que sur les parties voisines, les matières colorantes ont imprégné les tissus suivant leurs affinités habituelles. Cet aspect qu'offre la paroi du canal cholédoque paraît dû vraisemblablement à l'imprégnation biliaire qui, sur les pièces fraîches, était très visible et très accentuée dans la portion rétrécie du canal. Quelques dépôts pigmentaires persistent encore sur les coupes, à la surface libre de ce dernier. Son épithélium a disparu ; les plis normaux de la muqueuse sont à peine visibles. Cependant, dans l'épaisseur de la tunique fibreuse, l'on remarque encore quelques lobes glandulaires revêtus de hautes cellules cylindriques.

Dans la zone de tissu connectif lâche qui sépare la paroi du cholédoque du nodule pancréatique, quelques veines sectionnées transversalement offrent un thrombus en voie d'organisation conjonctive.

OBSERVATION II (Riedel)

Autopsie

Femme âgée de cinquante-trois ans, entrée le 31 mars 1895.

La malade est atteinte depuis plusieurs années d'un ictère très prononcé qui défie tout traitement. Elle a eu des coliques hépatiques antérieurement, mais pas durant la dernière année. Le foie très augmenté de volume atteint presque le ligament de Poupart ; il est lisse ; on sent aisément à travers la paroi flasque de l'abdomen son bord inférieur tranchant, non bosselé.

Opération le 1er avril 1895.

Incision à travers le grand droit ; forte hémorragie ; soigneuse ligature des vaisseaux qui saignent. Après ouverture du péritoine, le foie se présente avec une coloration gris-verdâtre tirant sur le brun, adhérent à l'épiploon.

La vésicule a contracté des adhérences avec le côlon transverse et le duodénum ; elle est libérée lentement ; *elle est flasque* et paraît sans calculs ; il en est de même du cystique.

Le cholédoque adhérent au duodénum est très dilaté : on n'y trouve pas de concrétions. Plus en arrière et à gauche se présente une résistance plus dure : elle est qualifiée de tumeur du pancréas, bien que l'on ne sente pas de tumeur à proprement parler. Fermeture de la plaie abdominale.

Le soir, température 35°5, pouls imperceptible. La malade se refroidit, devient apathique et meurt dans un état d'adynamie croissante le 2 avril au matin.

Autopsie. — Dans l'abdomen, soit dans le côté droit, soit dans le petit bassin, 1.350 grammes de sang en partie fluide, en partie coagulé. La surface interne de la plaie pariétale est couverte de caillots récents. Tous les organes sont fortement ictériques. Le lobe droit du foie atteint la crête iliaque ; sa substance est ferme, les lobules sont très apparents, jaune orange au centre, jaune citron à la périphérie. Toutes les voies biliaires sont dilatées ; leur paroi est blanche et lisse. A leur intérieur, liquide presque clair, d'une coloration légèrement jaunâtre Dans la vésicule, bile verte concentrée, avec un certain nombre de concrétions jaune brun, de la grosseur d'une tête d'épingle. On en trouve aussi dans le cystique qui présente 10 millimètres de diamètre. Le cholédoque qui a 12 millimètres à l'abouchement du cystique s'élargit progressivement jusqu'à 45 millimètres avec, de loin en loin, des sigillations ponctiformes.

Le pancréas par places est inégal et bosselé. Le feuillet qui le recouvre présente au niveau de sa tête et de son milieu des hémorragies isolées. Le canal pancréatique est, dans sa partie antérieure, rétréci et incurvé ; plus loin, il est dilaté (16 millimètres). A l'extrémité distale, il présente 7 millimètres. On réussit à mettre une sonde, par l'embouchure, dans la partie dilatée.

Dans le conduit, liquide clair, à peine coloré en jaune ; les lobules se détachent très nettement, séparés par un peu plus de tissu conjonctif qu'à l'état normal.

L'examen microscopique du pancréas fit voir de la pancréatite interstitielle. On peut exclure avec fermeté un néoplasme. Autres détails d'autopsie sans importance.

OBSERVATION III (Mayo-Robsen)

Autopsie.

Pancréatite chronique avec calculs dans le canal cholédoque. Cholécystientérostomie ; soulagement ; rechute.

Homme âgé de quarante-cinq ans, admis dans le service de l'auteur, au Leeds general Infirmary, le 3 novembre 1899.

Il souffrait d'un ictère accompagné de crises douloureuses répétées et d'accès fébriles. Il avait été bien portant jusqu'à trois mois avant son admission, à ce moment les attaques commencèrent et depuis leur début il avait perdu 6 stones (la stone vaut 6 kilog. 225). L'ictère apparut après la première crise, mais après chaque accès il devenait plus intense.

Le malade était si faible qu'on craignait qu'il ne pût supporter une opération.

On pouvait sentir une augmentation de volume du lobe droit du foie, et sur son côté le plus interne sur la ligne médiane, juste au-dessus de l'ombilic, il y avait une autre tumeur située derrière l'estomac.

Le 9 novembre on pratiqua l'opération sur une table chauffée, le malade enveloppé dans du coton et après avoir fait une injection de 10 minims (le minim vaut I goutte) de solution de strychnine.

A l'ouverture de l'abdomen on constate une hypertrophie du lobe droit du foie. La *vésicule biliaire* était ratatinée sous des adhérences, et un calcul mobile, trop dur pour être brisé, se trouvait dans le canal cholédoque, en même temps qu'on sentait une tumeur nodulaire dure de la tête du pancréas.

Comme on crut cette dernière d'origine cancéreuse, et que le malade était extrêmement faible, on ne fit pas la cholédocotomie ; mais la vésicule biliaire fut mise en rapport avec le duodénum par un bouton de Murphy, de façon à amener une sédation temporaire de l'ictère, de la fièvre et de la douleur. Le malade eut un accès de fièvre très violent la nuit qui suivit l'opération, mais ensuite un mieux survint, et il guérit de l'opération. Le bouton passa le douzième jour ; et comme le malade avait un peu augmenté de poids et qu'il se nourrissait bien, on pensait qu'en définitive, l'opération lui aurait été d'un réel bénéfice.

Voici maintenant la suite de cette observation :

Le 8 décembre (un mois et un jour après l'opération), il eut une sensation de frisson, et une température de 101° F. s'ensuivit pendant deux jours. La température revint ensuite à la normale pendant 12 jours ; — il eut alors un nouvel accès et un retour de l'ictère. Depuis ce temps, bien qu'il se levât chaque jour, il devint de plus en plus faible, et enfin en janvier il eut une bronchite qui détermina l'acte final de la scène.

A l'examen post-mortem on constata que le péritoine ne présentait pas d'inflammation ; la *vésicule biliaire* était en rapport avec le duodénum environ à un pouce et demi au delà du pylore, mais l'ouverture s'était contractée de telle façon qu'elle admettait à peine une sonde fine.

Le *canal cholédoque* était dilaté et ulcéré, et contenait un calcul de la grosseur d'une noisette.

Le foie était considérablement hypertrophié, et le lobe droit était occupé par un abcès qui contenait du muco-pus épais et visqueux. Les parois de l'abcès étaient déchiquetées et mal définies; et il arrivait presque à la surface, aussi bien en avant qu'en arrière. Il était sans doute le résultat d'une angiocholite concomitante.

Le pancréas était très induré au niveau de la tête, et, avec les tissus indurés du petit épiploon, il offrait à la palpation la sensation d'une tumeur.

A la section il présentait à l'œil nu l'aspect d'une *inflammation chronique*, et l'*examen microscopique confirmait cette idée, car il y avait un grand excès de tissu fibreux intestitiel, mais aucun signe de cancer.*

OBSERVATION IV (Riedel)

Marchand, âgé de soixante-deux ans. 5 août 1903.

Le malade, auparavant de constitution extraordinairement robuste, est pris brusquement, en juillet 1892, de coliques hépatiques, avec ictère rapide consécutif ; durant l'automne 1892 nouvelle attaque. En 1893, plusieurs autres toujours avec ictère. Ce dernier devient intense et permanent.

A l'examen de ce malade, d'aspect cachectique, on trouve *un foie notablement augmenté de volume*. Son bord inférieur déborde l'arc costal de la largeur de la main, dur, mais non irrégulier. Pas d'ascite, selles décolorées, urines d'un blanc sombre, sans albumime, mais avec des pigments en abondance.

Une laparatomie pratiquée le 8 août 1893, révèle un foie sans nodules, mais présentant à sa surface de nombreuses taches blanches, blanc jaunâtre, de la grosseur d'une tête d'épingle à celle d'un pois.

La *vésicule* est grosse, complètement remplie par de la bile, sans adhérences. Elle renferme un gros calcul unique.

Canaux cystique et *cholédoque extraordinairement dilatés, renfermant une bile sombre, sans calculs.*

On sent dans la *tête du pancréas* une *tumeur dure comme du fer*, du *volume d'une petite pomme*, et dont on fait avec certitude un carcinome.

Le cholédoque étant comprimé par elle au niveau de la papille, on se décide à la cholécystenterostomie, précédée de cholécystotomie préalable avec issue du calcul et de la bile, et de dissection des adhérences qui unissent normalement la vésicule au foie. Elle est abouchée dans le duodénum par le procédé spécial de l'auteur, à 5 centimètres au-dessous de l'ampoule. Sutures. Suites normales ; disparition progressive de l'ictère en quatre semaines, recoloration des matières.

Le malade se remet vite ; et, deux ans et quatre mois après l'opération, il est actuellement un homme absolument sain. (Jamais la tumeur n'avait été perceptible).

OBSERVATION V (Riedel).

Femme de cinquante ans, reçue le 24 avril 1894.

Elle a eu sa première attaque de coliques hépatiques il y a dix-huit ans ; la deuxième il y a seize ans, sans ictère.

Ensuite elle a joui d'une excellente santé jusqu'à il y a six mois. Depuis cette dernière époque elle a toujours souffert de crises répétées, avec ictère prononcé.

Du côté de la ligne médiane, au-dessous du bord inférieur aigu du foie, *au-dessous de la languette hépatique* on perçoit *une tumeur extrêmement dure et arrondie,* qui est diagnostiquée sans hésitation comme étant la vésicule renfermant des calculs.

L'ictère pour le moment est peu prononcé ; les selles sont de ce fait colorées, et les urines ne renferment pas de pigment.

Le 29 avril 1894, on fait une laparotomie : on tombe sur un foie rouge-bleu, avec des plaques isolées blanches et jaunes çà et là.

Le pylore et le duodénum sont fortement rétractés vers le foie par des adhérences qui, çà et là, paraissent donner issue à du suc. Leur séparation est facile ; et, à la suite de cette manœuvre, on met en évidence *une vésicule tout à fait rudimentaire* remplie de calculs, profondément logée sous le foie.

Dans la profondeur on perçoit une tumeur extraordinairement dure, qui paraît être la tête du pancréas.

On arrive avec facilité à libérer le *duodénum induré,* presque de l'épaisseur du pouce ; on y sent des calculs ; on l'incise et on extrait trois calculs de la grosseur d'une noisette et trois de la grosseur d'un pois.

Suture de la plaie duodénale.

Comme la vésicule est située très profondément, et que le cystique paraît oblitéré, on se décide à faire l'extirpation de la vésicule. — Par suite on commence par l'inciser et extraire de nombreux calculs ; finalement la bile s'écoule, et l'on voit à nouveau un gros calcul dans le cholédoque. Ce dernier a, selon toute vraisemblance, primitivement été dans le cystique : au cours de l'intervention il a glissé dans le cholédoque. — On redécout la suture de ce dernier conduit, et on extrait le calcul. Comme la vésicule ne se laisse pas amener au contact de la paroi abdominale, elle est enlevée en dépit de la perméabilité du canal cystique.

L'opération est laborieuse, parce que la paroi supérieure adossée au foie est presque complètement usée du fait de la pression. Un lambeau de la paroi supérieure du canal cystique est conservé, et avec lui est fermée l'entrée du cystique dans le cholédoque.

Enfin, pour terminer, suture longitudinale du cholédoque, et la plaie abdominale est fermée.

En dépit de la longue durée de l'intervention (2 heures 1/4) le pouls s'est maintenu bon. Suites sans réaction ; guérison en dix jours.

Un mois plus tard la tumeur pancréatique a diminué ; un an et demi plus tard, elle n'est plus perceptible.

La malade est dans un état de santé florissante ; elle a augmenté de trente livres.

L'aspect cachectique étant peu prononcé on ne songea pas au carcinome. La tumeur fut prise pour une vésicule distendue : si quelqu'un eût émis le diagnostic de tumeur de la tête du pancréas, il eût fait sourire. L'auteur, guidé par la pensée de son premier cas n'y songea pas, et c'est pour cela qu'au lieu de faire une simple laparotomie sans rien tenter, il enleva complètement les calculs. (Note de l'auteur).

OBSERVATION VI (Mayo-Robson)

Pancréatite chronique. — Cholécystotomie. — Guérison.

Un homme de quarante-cinq ans fut envoyé à l'auteur le 25 octobre 1898.

Le malade était très ictérique et avait maigri de plus de six kilogs depuis le début de sa maladie, cinq semaines auparavant.

Il dit avoir eu des crises douloureuses, qu'il rapportait à la région de la vésicule biliaire, neuf ans auparavant, mais elles n'avaient pas été accompagnées d'ictère et avaient disparu après un traitement prolongé.

Depuis ce temps il n'avait plus eu aucune crise jusqu'au début de la maladie actuelle, cinq semaines auparavant, époque à laquelle il fut atteint d'une douleur très vive au niveau du creux de l'estomac, accompagnée d'ictère.

La douleur revint chaque jour et fut si violente qu'elle nécessita l'emploi de la morphine. Le médecin traitant (Dr Berry) nota un gonflement de la région de la vésicule biliaire, une quinzaine après le début des accidents, et il y avait en même temps une sensibilité bien marquée à l'épigastre avec une augmentation progressive du volume du foie.

L'état général devint rapidement mauvais et l'amaigrissement très marqué. Au moment de son admission il paraissait déprimé et en mauvais état ; il était très ictérique, ses *urines* étaient sédimenteuses, mais ne contenaient ni sucre, ni albumine.

Il existait une sensibilité bien marquée à l'épigastre, et une *tumeur molle*, qui n'était pas très sensible, *dans la région de la vésicule biliaire.*

Le foie était augmenté de volume, et son bord inférieur pouvait facilement se sentir à un pouce au-dessous du rebord costal.

On fit le diagnostic de calculs biliaires dans le canal cholédoque, et le malade fut admis au Leeds Infirmary.

L'opération fut faite le 27 septembre 1898.

A l'ouverture de l'abdomen on trouva de nombreuses adhérences entre la vésicule biliaire, le foie, le pylore, le côlon, l'épiploon et le duodénum. La vésicule biliaire était un peu distendue, mais on ne sentait aucun calcul ni dans la vésicule ni dans le canal cystique, ni dans le cholédoque. Il y avait cependant une *tumeur nodulaire dure* de la tête du pancréas, qui fut prise pour une tumeur maligne.

Pour soulager le malade, les adhérences furent détruites et la vésicule biliaire drainée par cholécystotomie. Le 28 octobre l'auteur écrivait au Dr Berry pour lui dire que l'affection du pancréas pouvait être de nature maligne, mais qu'il y avait également des possibilités pour que ce fût de la pancréatite chronique. Le 5 novembre il écrivit encore une lettre à ce sujet :

« Je suis heureux de vous dire que votre malade s'est beaucoup amélioré : l'ictère a presque entièrement disparu. J'espère également que la tumeur de la tête du prancréas est de nature inflammatoire, et non cancéreuse. A l'époque de l'opération il me sembla qu'elle n'était pas suffisamment dure pour être de nature cancéreuse; mais étant donné les circonstances, j'ai cru de mon devoir de vous faire part de mes soupçons ».

Depuis ce temps le malade s'améliora sans interruption, et il quitta l'hôpital, la plaie opératoire cicatrisée dans le mois.

En décembre 1899, le malade revint se présenter à l'auteur. Il paraissait en parfaite santé, et son poids avait augmenté de plus de 6 kilogrammes depuis son retour à la maison.

Il n'avait plus ni douleurs, ni sensibilité et prétendait qu'il se sentait aussi bien que s'il n'avait souffert de quoi que ce soit. Les cicatrices étaient solides, le foie normal, et il n'y avait pas la plus légère sensibilité à l'épigastre ou dans la région de la vésicule biliaire.

OBSERVATION VII (Mayo-Robsen)

Pancréatite chronique. — Cholécystotomie. — Guérison.

Le malade était un homme âgé de quarante-neuf ans, résidant à Pickering. Il fut amené le 19 mars 1898. Son histoire était celle-ci : sa santé fut parfaite jusqu'à *douze mois auparavant* ; il commença alors à avoir des crises douloureuses au creux de l'estomac, se terminant par des vomissements. Pas d'ictère jusqu'à une crise qu'il eut le 1er janvier 1898 ; depuis, cet ictère fut progressif. Depuis cette époque, il eut quelques attaques fébriles et deux jours avant d'être amené à l'auteur, il eut trois mouvements fébriles dans les vingt-quatre heures, chacun accompagné de douleurs.

En douze mois il avait perdu 2 st. 8 lbs. (17 kilogrammes).

A l'examen on constatait un peu de gonflement dans la région de la vésicule biliaire, mais pas de sensibilité. Le foie était un peu augmenté, mais son bord était mou. Il y avait une sensibilité évidente sur la ligne médiane, *juste au-dessous de l'ombilic*, et à la *pression*, la *douleur* était considérable et on sentait un *empâtement* mal défini.

On fit le diagnostic de calculs biliaires dans le canal chôlédoque et on jugea une opération nécessaire.

Le malade fut opéré dans une clinique chirurgicale le 30 mars et on trouva *la vésicule biliaire légèrement distendue* et ayant contracté des *adhérences* avec le pylore, le duodénum, le côlon et l'omentum (épiploon).

On ne trouva *pas de calculs biliaires*, mais il y avait un gonflement bien marqué de la tête et des deux premiers pouces du corps du pancréas qui, quoique nodulaire et irrégulier, n'était pas très dur. *Celui-ci s'étendait à droite, d'une façon anormale, assez loin pour couvrir l'extrémité inférieure du canal chôlédoque.*

On pratiqua la cholécystotomie. Dans les vingt-quatre heures qui suivirent l'opération, environ 4 pintes (2 litres 1/4) de bile nocive s'écoulèrent par le tube de drainage. Un spécimen en fut examiné par la *Clinical Research Association*, et le rapport fut le suivant :

« La bile contient à la fois des staphylocoques et des streptocoques ; mais aucun *bacillus coli communis* ne peut être trouvé soit au microscope, soit dans les cultures. »

Craignant que la maladie ne soit de nature maligne, et le malade étant extrêmement faible, l'opérateur porta un pronostic défavorable ; mais quelques jours après, il pouvait écrire ce qui suit : « Le malade s'améliore progressivement, quoique toujours très faible. La bile a apparu dans les selles, ce qui indique que l'obstruction a évidemment disparu. Les selles ont lieu naturellement ; le malade est moins ictérique et son état général s'améliore visiblement ».

Le 5 avril on nota qu'il pouvait prendre de la nourriture et que la bile passait librement dans les selles. Il n'eut plus aucune attaque de fièvre. Le drainage fut continué pendant quatorze jours. Le vingtième jour le malade rentra chez lui. Il n'y avait pas de bile dans l'urine, et les fèces étaient normalement colorées : il se nourrissait, engraissait, et paraissait généralement mieux. Néanmoins, l'auteur réservait toujours son pronostic, tout en affirmant qu'il espérait que la tumeur était d'origine inflammatoire et non cancéreuse.

Depuis cette époque, la guérison fut extrêmement rapide. Un rapport produit sur ce malade par le médecin traitant (M. Robertson) quelques mois après disait qu'il était parfaitement bien sous tous les rapports, et qu'il avait complètement regagné le poids perdu. *Deux ans* après l'opération il était toujours en parfaite santé.

OBSERVATION VIII (Mayo-Robson)

Pancréatite chronique associée à des calculs biliaires. — Cholécystotomie. — Guérison.

Le 20 octobre 1899 l'auteur fut mandé auprès d'une malade âgé de cinquante et un ans, qui souffrait depuis trois ans de coliques analogues aux coliques hépatiques, chaque attaque étant suivie d'ictère.

Pendant *les dernières quatorze semaines* les attaques avaient été plus fréquentes, plus sévères, et *l'ictère n'avait jamais complètement disparu* entre chaque attaque. Les digestions se faisaient mal, et il y avait *perte de l'appétit.* Elle n'avait pas de frissons, mais seulement un peu de fièvre au moment de l'attaque. L'urine, très sédimenteuse, contenait de légères traces d'albumine, mais pas de sucre.

L'examen de l'abdomen ne décelait *aucune augmentation manifeste du foie ou de la vésicule biliaire*, mais un peu de sensibilité au-dessus de la vésicule, et à *l'épigastre, où on avait une sensation d'empâtement mal défini.*

Une opération fut effectuée le 23. Après avoir rompu de nombreuses adhérences, *on retira quinze calculs biliaires du canal cholédoque et du canal cystique,* mais il y avait également *une large masse nodulaire occupant la tête du pancréas et obstruant partiellement le canal cholédoque.*

On jugea alors nécessaire de pratiquer la cholécystentérostomie, pour établir une ouverture permanente entre la vésicule biliaire et le duodénum. L'opérateur aussi bien que le Dr Squance eurent l'impression que la tumeur était d'origine maligne.

La convalescence fut néanmoins ininterrompue ; le bouton passa le dixième jour, la plaie se cicatrisa par première intention et la malade commença aussitôt à gagner du poids. Elle rentra chez elle dans le mois et depuis elle a été parfaitement bien sous tous les rapports. Neuf mois se sont écoulés depuis l'opération et sa santé reste parfaite.

OBSERVATION IX (Mayo-Robson)

(Notes communiquées par M. Peter Margreggar de Huddersfield)

Pancréatite chronique. — Libération de la vésicule (Cholécystendysis). — Guérison.

La malade était une femme de cinquante-un ans, mariée et mère de plusieurs enfants en bonne santé. L'histoire de ses antécédents n'a pas d'importance ; mais depuis deux ou trois ans elle était atteinte de dyspepsie et depuis les neuf derniers mois, elle avait été plus ou moins continuellement sous l'influence d'un traitement médical pour sa dyspepsie et des attaques renouvelées de « crampes d'estomac ». Je la vis une première fois le 19 août 1899, elle me raconta ce que je viens de dire, et un examen très soigné ne révéla rien autre chose que de la sensibilité dans la région pylorique. Le 28 on me télégraphia de venir la voir et je la trouvai souffrante d'une violente *attaque de coliques hépatiques*. Je la vis ensuite par intervalles du 28 août au 26 octobre. A cette dernière date je la trouvai amaigrie, dans un état douloureux plus ou moins constant, *avec de fréquentes attaques de coliques hépatiques*, du malaise après l'absorption de la moindre nourriture et des vomissements fréquents. On avait essayé toute espèce de variété de nourriture, celles digérées à l'avance et d'autres, mais toutes avec les mêmes résultats : douleurs constantes et vomissements fréquents.

Le Dr Williams me dit qu'il pouvait sentir une tumeur dans la région pylorique mais la malade était si fatiguée et l'examen lui causait tant de malaise que je ne m'assurai pas par moi-même de ce fait. *Pas d'ictère à cette date mais les attaques précédentes de coliques hépatiques avaient été suivies de jaunisse.*

Le 25 novembre la malade entra dans une maison de santé pour une opération. Elle était dans un état douloureux constant, avec de fréquents efforts pour vomir, profondément ictérique, et réduite à l'état de *parfait squelette.*

Opération le 28 novembre.

En examinant la malade sous le chloroforme, on trouva *une tumeur dure, ronde et irrégulière entre l'ombilic et les côtes.* A l'ouverture de l'abdomen l'*estomac* très dilaté avait contracté une adhérence considérable avec la face inférieure du foie ; et en le détachant on aperçut une *vésicule biliaire saine, dans sa position normale.*

Le rein droit, qui avait été diagnostiqué comme flottant, fut examiné, et le diagnostic confirmé : mais la masse ronde, dure et irrégulière, située derrière le duodénum, sembla être *sans discussion possible, une tumeur maligne du pancréas*, de telle sorte que l'abdomen fut refermé, et que l'on informa les amis que le cas était cancéreux et sans espoir.

Suites de l'histoire : La température ne s'éleva jamais au-dessus de la normale. Les sutures furent enlevées le neuvième jour. Le cinquième jour après l'opération on donna à la malade une côtelette pour dîner. *Quinze jours après, l'ictère avait disparu ;* l'appétit s'améliora rapidement, et elle retourna chez elle à la fin de la troisième semaine, se sentant beaucoup mieux : pourtant quatre médecins présents à l'opération avaient tous palpé et dit qu'elle mourrait dans les six semaines

Le 15 mars 1900, elle était rondelette et grasse, mangeait n'importe quoi *et n'eut plus jamais ni douleurs ni efforts de vomissements* ou vomissements depuis l'opération. La tumeur avait complètement disparu et son médecin l'avait abandonnée comme guérie depuis bien des semaines.

OBSERVATION X (Mayo-Robson)

Pancréatite chronique. — Cholécystotomie. — Guérison.

Une femme âgée de trente-six ans fut admise au Leeds General Hospital dans le service du Dr A.-G. Barrs le 11 septembre 1899. Elle fut transférée dans le service de l'auteur quelques jours après, lorsqu'on sut qu'elle était sujette à des *crises de spasmes à la région abdominale supérieure, depuis douze ans.* L'intervalle entre ces différentes crises variait de quelques jours à plusieurs mois. Ces derniers temps elles étaient devenues beaucoup plus fréquentes; et, durant *la semaine* qui précéda son admission, elle avait eu *quatre attaques, toutes sévères.*

La crise commençait par une douleur à l'épigastre, accompagnée de sueurs froides et de défaillances. La douleur se produisait de la région interscapulaire à la région sous-scapulaire droite et durait de deux à six heures, soulagée de temps en temps par de la morphine. De l'ictère suivait ces crises, et si celles-ci étaient rapprochées, l'ictère était aggravé par chacune; mais s'il y avait un large intervalle, il ne restait qu'une légère teinte ictérique.

La palpation révélait *un point sensible siégeant sur la ligne*

médiane, à un pouce et demi au-dessus de l'ombilic. On avait là une sensation de *résistance* accompagnée d'*empâtement anormal;* mais il n'y avait aucune sensibilité sur la vésicule biliaire, *pas plus que d'augmentation de volume de la vésicule ou du foie.*

Le 21 septembre, une incision verticale à travers le grand droit du côté droit, montra des viscères adhérents. En rompant ces adhérences, *on découvrit une vésicule biliaire épaissie,* mais ne contenant aucun calcul; *pas plus que les canaux.* — *La partie inférieure du canal cholédoque* était entourée *d'un gonflement bien marqué du pancréas, qui était plus dur que de coutume,* mais pas suffisamment dur pour être confondu avec un cancer, quoiqu'il fût un peu nodulaire.

On fit la cholécystotomie et un drainage pendant quinze jours. La convalescence ne fut pas interrompue ; la malade retourna chez elle dans le mois, et depuis elle est restée en bonne santé.

OBSERVATION XI (Moynihan)

Femme de cinquante-sept ans, présentant les symptômes suivants : perte des forces, dépérissement, pigmentation irrégulière de la peau café au lait, crises persistantes de douleurs épigastriques à type de coliques hépatiques. Ni frissons, ni sensations de chaleur. Selles parfois décolorées.

Sous chloroforme, on perçoit une tuméfaction difficile à délimiter, au-dessous de l'ombilic et un peu aussi de chaque côté de la ligne médiane, bien que principalement à droite.

L'auteur n'hésite pas à faire le diagnostic de pancréatite chronique due à la migration d'un calcul pancréatique et à son arrêt à l'ampoule.

L'intervention est décidée et pratiquée.

Laparotomie latérale droite ; vésicule distendue, *non adhérente,* canaux biliaires, libres d'adhérences, *tête du pancréas indurée et augmentée de volume.* On ne sentait rien d'anormal dans les voies biliaires. Après incision et ouverture du duodénum et de la papille (ampoule de Vater) l'auteur tombe sur un calcul situé à sa base, *à la naissance du canal de Wirsung.* Il est enlevé.

Évacuation, drainage, suture de la vésicule.

Suites simples : guérison.

Le calcul renfermait du magnésium et des substances inorganiques, phosphates, protéides.

OBSERVATION XII (Moynihan)

Calcul dans l'ampoule de Vater. — Pancréatite chronique. Duodéno-cholédocotomie.

Femme de quarante et un ans, reçue le 23 mars 1901.

L'histoire est la suivante :

Douleurs de l'hypocondre droit datant de huit à neuf ans, revenant par intermittences.

Ictère pour la première fois, seize mois avant son entrée; plusieurs fois depuis, poussées douloureuses et ictère.

A l'entrée, la malade est jaune, et son ictère date de quatre mois.

Diagnostic : calcul du cholédoque.

Laparotomie : *tête du pancréas dure comme de la pierre.*

Incision du duodénum, ablation du calcul. Drainage de la vésicule durant onze jours.

Guérison.

OBSERVATION XIII (MOYNIHAN)

Calcul du cholédoque. — Cholédocotomie.

Femme de cinquante-huit ans, vue en avril 1901.

Première crise de coliques hépatiques datant de Noël 1896, suivie tous les trois mois d'autres crises jusqu'à janvier 1901, où eut lieu la plus sérieuse.

Elle garde le lit depuis trois mois, et depuis a un ictère continu bien que variable. Frissons à plusieurs reprises, avec chaque fois augmentation de la douleur et de l'ictère.

Laparotomie : adhérences autour de la vésicule, du cholédoque, du duodénum.

Calcul dans le cholédoque, près de l'abouchement du cystique.

Cholédocotomie ; ablation du calcul.

La tête du pancréas est circonscrite par des adhérences solides ; *elle est dure comme la pierre, faisant songer à une tumeur maligne.*

Drainage du cholédoque. Suites simples.

Un an après la malade, au dire de son médecin, est absolument guérie.

OBSERVATION XIV (MOYNIHAN)

Calcul du cholédoque. — Pancréatite intertitielle nette. — Cholédocotomie

Femme de cinquante-cinq ans. — Il y a deux ans et demi première attaque d'ictère, précédé de coliques ayant duré deux jours. L'ictère disparut en quinze jours et la santé redevint bonne.

En 1901, douleur irradiée à l'épaule droite, avec ictère léger durant cinq jours. Après, perte des forces, prostration; dégoût des aliments, flatulence, perte graduelle de poids.

Six semaines avant l'entrée, attaque similaire suivie de jaunisse, qui a persisté avec des variations. Sensation de pesanteur et d'oppression; plusieurs frissons.

Laparotomie large. Vésicule avec des adhérences. Calcul solidement entré dans le cholédoque. A cause des adhérences du cholédoque, on doit dans la profondeur l'inciser sur le calcul pour l'enlever.

Drainage du cholédoque. Suture de la paroi. Guérison complète.

Le pancréas au niveau de la tête était très dur et augmenté légèrement de volume. C'est le plus bel exemple qu'ait vu l'auteur.

OBSERVATION XV (MOYNIHAN)

Calcul du cholédoque. — Angiocholite suppurée.
Pancréatite chronique.

Femme de soixante-dix ans.

Depuis huit ans, douleurs récidivantes de l'hypocondre droit et de l'épigastre. Attaques de coliques avec collapsus, sensation de froid, vomissements; le tout durait en général quatre heures.

La douleur a augmenté progressivement depuis un an, et s'est rapprochée de la ligne médiane. Dans la dernière crise, frissons, suivis de sueurs profuses.

Il y a deux mois, ictère qui disparut pour revenir plus marqué. Elle a expulsé deux calculs dans ces sept derniers mois.

Laparotomie. — Libération de la vésicule. Adhérences de l'épiploon à la région de la vésicule. Ces adhérences sont rompues partout, sauf au niveau du fond de la vésicule. Dans ces adhérences on trouve un calcul qui avait ulcéré la vésicule : l'épiploon avait protégé la grande cavité péritonéale.

On résèque le fond de la vésicule, et on relève le foie pour explorer les voies biliaires.

On sent un calcul au-dessus de l'abouchement du cystique : on l'enlève par cholédocotomie.

Augmentation de volume et induration de la tête du pancréas.

OBSERVATION XVI (Moynihan)

Femme de soixante ans, souffrant depuis plusieurs années de douleurs de l'hypocondre droit, sans ictère. Elle a eu une poussée fébrile à température de 101° F.

Deux poussées douloureuses récentes, sensibilité à la pression sous le rebord costal inférieur du côté droit, spécialement en un point, au-dessus et à droite de l'ombilic, au-dessus duquel on éprouve de la résistance à la pression.

Le mois précédent, décoloration des matières où l'on trouve onze petits calculs ; puis nouvelle crise douloureuse, suivie de l'expulsion de trois calculs.

Fréquence du pouls de 48 à 72.

Laparotomie. — On tombe sur une vésicule et un foie légèrement adhérents à la paroi. L'incision de la vésicule donne issue à de nombreux calculs. Drainage.

Induration et hypertrophie de la tête du pancréas.

Guérison.

CONCLUSIONS

1° L'induration inflammatoire circonscrite du pancréas est une complication d'une rareté exceptionnelle, susceptible cependant de s'ajouter aux désordres anatomiques qu'engendre la lithiase ou l'inflammation non calculeuse des voies biliaires.

2° La tuméfaction et la dureté insolites du tissu pancréatique sont, pour le chirurgien qui explore la cavité abdominale, une cause d'erreur : cet état particulier de la glande peut être pris pour des calculs ou des ganglions hypertrophiés, ou bien encore imposer la conviction que l'on se trouve en présence d'une tumeur maligne.

3° Les résultats éloignés des interventions chirurgicales permettent de penser que l'inflammation du pancréas est susceptible de rétrocéder lorsque la perméabilité des voies biliaires a été rétablie.

4° L'induration scléreuse d'une portion limitée de la tête du pancréas peut, par elle-même, devenir une cause de compression et de sténose du canal cholédoque, et aggraver le pronostic des affections calculeuses ou inflammatoires des voies biliaires.

5° Cette complication est justiciable de l'intervention chirurgicale.

BIBLIOGRAPHIE

Friedreich. — *Virchow's Arch.*, 1857.

Rigal. — *Gazette des Hôpitaux*, 1869.

Hjelts. — Schmidts, J. B., p. 132, 1873.

Déjerine. — *Bulletin de la Société anatomique*, Paris, 1876

— *Progrès médical*, 1876.

— *Gazette hebdomadaire*, 1876.

Chwosteck. — *Wiener Med. Wochenschrift*, 1877.

— *Wiener Med. Blaetter*, p. 691, 1879.

Ziemsen. — Handbuch, 1878.

Drozda. — *Wiener Med. Presse*, 1880.

Demme. — *Wiener Med. Blaetter*, n° 51, 1884.

Rosenthal. — *Zeitschrift für Kl. Med.*, p. 400, 1892.

Dreckhoff. — *Beitrage zur path. Anat. des pancréas*, Leipsick, 1896.

Riedel. — In *Berliner Klinische Wochenschrift*, 1896.

Gilbert Barling. — *The British Medical Journal*, 29 décembre 1900.

Mayo-Robson. — *The Lancet*, juillet 1900.

— Communication orale au Congrès de Paris.

— *Britisch Medical Journal*, 11 mai 1901.

Moynihan. — *The Lancet*, 27 septembre 1902.

Loeser. — In *Special Path. und Therapie*, Band XVIII.

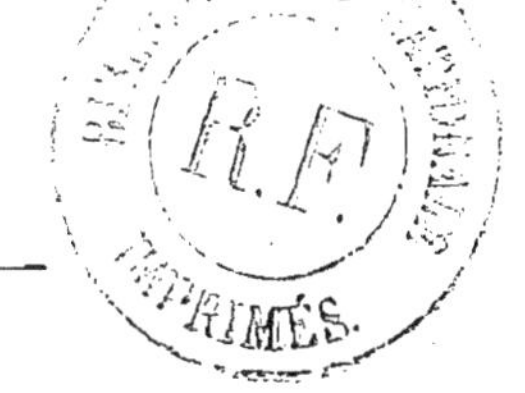

LYON
IMPRIMERIE A. STORCK ET Cie
Rue de la Méditerranée, 8

www.ingramcontent.com/pod-product-compliance
Ingram Content Group UK Ltd.
Pitfield, Milton Keynes, MK11 3LW, UK
UKHW020419230726
13925UKWH00004B/1521